AF319698

ESSAI

SUR

L'HISTOIRE DE LA CHIRURGIE A LYON.

ESSAI

SUR

L'HISTOIRE DE LA CHIRURGIE

A LYON

Discours de réception
prononcé à l'Académie des sciences, belles-lettres et arts de Lyon,
dans la séance publique du 22 janvier 1856,

PAR

J.-E. PETREQUIN,

Ex-chirurgien en chef de l'Hôtel-Dieu de Lyon,
Professeur à l'École de Médecine, Chevalier de la Légion-d'Honneur,
Lauréat de l'Académie impériale de Médecine de Paris, etc.

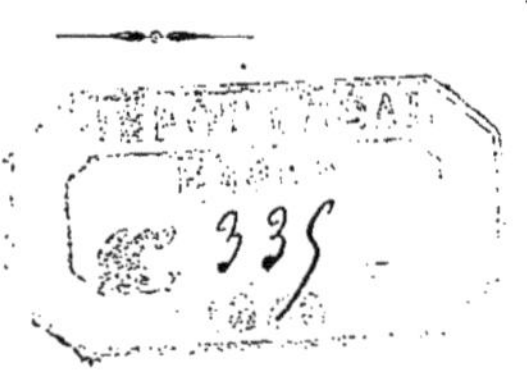

LYON

IMPRIMERIE D'AIMÉ VINGTRINIER

Quai Saint-Antoine, 36

—

1856

ESSAI

SUR

L'HISTOIRE DE LA CHIRURGIE A LYON.

Discours de réception
prononcé à l'Académie des sciences, belles-lettres et arts de Lyon,
dans la séance publique du 22 janvier 1856 (1),

———

MESSIEURS,

Dans une Académie comme la vôtre où toutes les branches
des sciences et des lettres sont représentées, où le progrès
est poursuivi sous toutes ses faces, l'artiste qui a eu l'honneur d'être admis dans vos rangs et qui, à ce titre, vient vous
entretenir de son art, espère concourir aussi à l'œuvre com-
mune ; et, sans avoir la prétention d'aborder des sujet nouveaux, il ose croire, en vous offrant le fruit de ses veilles,
qu'on voudra bien dans ses efforts voir une preuve de son
vif désir de justifier les suffrages dont vous l'avez honoré.

C'est cette pensée qui m'a inspiré, c'est cet espoir qui
m'a soutenu dans les recherches que j'ai entreprises sur

(1) L'auteur, reçu membre de l'Académie en 1852, devait présenter
plus tôt ce tribut académique ; il en a été empêché par des circonstances
indépendantes de sa volonté, et il croit devoir remercier publiquement cette
Compagnie savante de l'extrême bienveillance qu'elle a mise à l'excuser et
à l'attendre.

l'histoire locale, jusqu'ici peu connue, de l'art chirurgical à Lyon dans ses rapports avec le mouvement littéraire et les phases de la civilisation.

Suivre la chirurgie à Lyon dans ses vicissitudes à travers le moyen âge et la renaissance ; — l'étudier dans son origine, sa décadence et sa réhabilitation ; — esquisser la société scientifique de ces époques avec ses coutumes et ses préjugés ; — peindre la condition sociale des chirurgiens avec leur législation et leurs priviléges ; — signaler leur belle conduite dans les épidémies ; — enfin mettre en relief le rôle de nos hôpitaux dans le mouvement de l'art à Lyon et en France, et faire voir leurs destinées liées à celles de la ville et complétant leur histoire l'une par l'autre :

Tel est l'ensemble de mon sujet. J'ai été séduit par la beauté de cette étude ; c'était un tableau d'histoire qui avait pour moi un attrait particulier auquel je me suis laissé entraîner. — Les difficultés de la tâche que j'ai entreprise me concilieront, j'espère, l'indulgence publique et seront au besoin mon excuse auprès des savants collègues qui me font l'honneur de m'entendre.

> Si une profession devait être douée d'honneurs et de prérogatives en raison de son utilité, il en est peu qui auraient droit à en obtenir autant que celle de chirurgien.   (BERRIAT SAINT PRIX).

L'histoire de l'art dans les premiers temps de notre ère est aussi sombre que stérile : on ne trouve que quelques noms obscurs, et c'est en vain qu'on cherche une œuvre médicale qui ait échappé à l'oubli (1).

____

(1) Saint Alexandre qui, en 177, avait souffert le martyre à Lyon avec saint Pothin, était médecin de profession ; Rusticus Elpidius ou Helpidius, diacre de l'église de Lyon, qui paraît avoir vécu jusqu'en 533, était médecin et poète, etc. (PÉTREQUIN, *Mélanges de chirurgie*, 1845, p. 7). Nous devons ajouter que le médecin Abascantus, que Galien a cité plusieurs fois, vivait

Le seul fait culminant de cette époque fut la fondation de l'Hôtel-Dieu de Lyon, qui a été le berceau et est devenu le théâtre d'une importante école de chirurgie, et qui, depuis douze siècles, a été comme une Providence pour les populations pauvres des provinces du Rhône et de la Saône. Notre cité peut revendiquer l'honneur d'avoir créé le premier des hôpitaux de France dans l'ordre chronologique : ce ne fut qu'un siècle plus tard, en 660, que celui de Paris fut établi par saint Landry et le comte Archambaud.

L'Hôtel-Dieu de Lyon fut fondé en 542 par Childebert Ier, fils de Clovis, et la reine Ultrogothe son épouse. Ce fut à l'inspiration de saint Sacerdos, prédécesseur de saint Nizier, archevêque de Lyon, qu'on doit cet établissement de charité ; un double but lui était assigné : l'*OEuvre des pauvres* et l'*OEuvre des pèlerins*. Il fut ratifié en 549, sous le pontificat de Vigile, par le 5e concile d'Orléans qui le plaça sous la sauvegarde de tous les évêques des Gaules. (A. Péricaud, *Docum. historiq.*)

Fondé en 542, l'hôpital commença à recevoir des malades en 546, et rendit de grands services dans la peste qui décima la ville en 571 et 597. (Dagier, *Hist. de l'Hôtel-Dieu de Lyon.*)

Le VIIe siècle et la moitié du VIIIe furent une époque de calamité : le génie de la destruction s'était abattu sur l'Europe ; la France, du nord au midi, ne présentait que siéges et batailles ; Lyon en particulier eut à déplorer les plus grands désastres : la famine, la peste, les inondations (1) et la

à Lyon dans le deuxième siècle ; Malacarne (dans ses *Recherches sur les médecins de Savoie*), cite une inscription qui porte : Caius Quintus Abascautus. (M.-A Péricaud.)

(1) Inondations de Lyon en 580 et 592. — En 583 une inondation détruit la moitié de la ville basse (Guillard, *Précis chronologique*, 1835). — Peste meurtrière en 571 et 597.

guerre ; envahie et saccagée à quatre reprises en quelques
années par les Arabes et les armées de Charles Martel, notre ville n'offrait plus qu'une œuvre de dévastation. Comment
les sciences et les arts auraient-ils pu fleurir au milieu des
ruines (1) ?

Les livres étaient devenus rares ; il n'y avait plus ni école
ni élèves ; le dirai-je ? on ne savait plus lire ; nul ne se sou-
ciait d'apprendre. Il n'y avait plus qu'un art, celui de la
guerre (2).

Ce fut alors que parut Charlemagne : il trouva l'Europe
subdivisée en une foule d'états ennemis, décimée par des
combats incessants, et plongée dans la plus profonde ignorance. Avec son épée il en fit un vaste empire, et il lui
donna la paix ; il voulut que cet empire fût lettré. Sa puissante volonté imprima au monde un mouvement inouï : son
règne fut un grand siècle ; il avait l'art de deviner les hommes, et sut s'entourer des esprits les plus habiles du temps
qu'il fit concourir à son œuvre, Alcuin, Eginhard, Leidrade, Florus, Agobard, etc. On lui doit la plus mémorable
tentative de restauration connue : dans tous les lieux où il
y avait une église, il institua une école.

Lyon reçut plusieurs fois Charlemagne dans ses murs, et
nulle autre ville peut-être ne fut plus redevable à ses bien-

---

(1) Les Sarrazins, partis d'Espagne en 525, envahirent le Lyonnais et
s'emparèrent en 732 de Lyon qu'ils saccagèrent. La ville fut prise par
Charles-Martel en 733, reprise par les Arabes en 736, et reconquise en 737
par les lieutenants de Charles-Martel.

(2) « La marche de la civilisation a éprouvé un temps d'arrêt depuis le
« septième jusqu'au neuvième siècle, ou plutôt elle a rétrogradé... L'essor
« de la ville, si remarquable au cinquième siècle et pendant la première
« moitié du sixième, s'est arrêté... Devant ces nuées d'Arabes qui se sont
« abattus sur l'Europe désolée, nos pères ont oublié jusqu'au nom des
« sciences et des arts. » (MONFALCON, *Histoire de Lyon*, t. I, p. 293).

faits et à sa féconde initiative (1). L'école lyonnaise fut au nombre des plus célèbres, et mérita à notre cité le titre glorieux de *mère nourrice de la philosophie*.

Le capitulaire donné à Thionville, en 805, ajouta l'étude de la médecine à celles qui composaient le *quadrivium*. On faisait étudier de bonne heure les jeunes gens qu'on destinait à cette profession. Lyon obtint, successivement des papes et des rois de France, divers priviléges pour ses écoles et ses docteurs.

Charlemagne avait choisi pour bibliothécaire Leidrade, archevêque de Lyon, qui contribua beaucoup au mouvement intellectuel de l'époque : il fut secondé par le prêtre Florus, un des hommes les plus lettrés de ce siècle, et par son successeur Agobard, esprit supérieur, qui fit servir la religion à combattre les préjugés et les superstitions populaires (2).

Mais le règne brillant de Charlemagne fut comme un éclair entre deux nuits profondes : ce grand homme ne fut pas remplacé ; et lorsqu'il mourut, l'œuvre gigantesque qu'avait créée son génie ne put ni prospérer ni se soutenir. Ses successeurs ne se trouvèrent point à la hauteur de leur tâche. La civilisation, un instant ranimée par sa puissante individualité, fit un pas rétrograde ; l'horison intellectuel se rétrécit, et les ténèbres du moyen âge se répandirent sur l'Europe. L'instruction publique fut de plus en plus négligée ; l'ignorance redevint universelle (3) ; la guerre seule absor-

---

(1) « Le neuvième siècle fut pour notre ville une époque de rénovation : restauration des églises ; réveil des lettres, sinon des sciences et des arts ; rappel de la civilisation et des mœurs ;... tels sont les caractères de cette époque. » (MONFALCON, *ibid.*, p. 293.)

(2) Leidrade fut nommé archevêque de Lyon en 798, et mourut en 816 ; il fut remplacé par Agobard, auquel Amalou succéda en 841. — Le prêtre Florus, né à Lyon vers 779, mourut en 850. Littérateur et poète, il fut professeur à l'école de la cathédrale.

(3) « Les ténèbres du moyen âge s'épaississent de plus en plus, et bientôt

bait l'esprit des peuples. On devine quelles durent être les destinées de la médecine et de la chirurgie !

Toutefois, au milieu de cette décadence, l'école de Lyon fit les plus louables efforts pour résister à la barbarie, et l'on peut dire que, sous les archevêques Burchard (979), Halinard (1046), Humbert Ier (1076) et Jubin (1077), ces efforts ne furent point sans succès. L'histoire ajoute même que l'archevêque Hugues (1083) réussit de son temps « à rendre à l'école lyonnaise une partie de son ancienne splendeur ; il augmenta les bibliothèques et accueillit avec bienveillance des professeurs dont le talent ramena les étrangers autour de leur chaire. » (Monfalcon, *Histoire de Lyon*, t. I, p. 341).

L'art médical y était enseigné : on trouve dans les capitulaires de la ville, au XIIIe siècle, un médecin avec le titre de *Legens Lugduni*. En 1290 Philippe-le-Bel donna une sentence pour maintenir des docteurs à Lyon.

Les sciences traversèrent péniblement le XIIe et le XIIIe siècle (1). La France fut désolée successivement par la guerre civile, la croisade contre les Albigeois, la peste, la famine et les longues guerres contre les Anglais qui durèrent plus de trois cents ans.

« une nuit profonde ne permit plus de rien distinguer ; l'esprit humain « eut un temps d'arrêt. » (MONFALCON, *ibid.*, p. 312.) — « Il n'y avait plus « d'éducation publique, et tous le moyens d'instruction manquaient à la « fois : presque toutes les bibliothèques avaient été pillées, saccagées ou « brûlées par les Arabes ou par les Hongrois... aussi les livres étaient-ils « devenus fort rares et d'un prix excessif. » (MONFALCON, *ibid.*, p. 336.) — Ce fut en 934 qu'eut lieu l'invasion des Hongrois qui détruisirent l'église d'Ainay. (GUILLARD, *Précis chronologique de l'histoire de Lyon*, 1835.)

(1) « L'école de Lyon avait beaucoup perdu de son ancienne renommée : « elle n'attirait plus, comme autrefois, un grand concours d'étrangers ; bien « loin de là, les élèves qui en sortaient, étaient obligés d'aller compléter « ailleurs leur instruction misérable. » (MONFALCON, t. I, p. 336.)

Vinrent aussi les croisades qui remuèrent le monde jusque dans ses fondements : l'Occident fit irruption sur l'Orient, et l'Europe, pendant plusieurs siècles, lança sur l'Asie et l'Afrique des flots innombrables de ses populations guerrières (1).

Au milieu de ce mouvement immense des peuples, le midi de l'Europe fit de grands efforts pour réagir contre la décadence : en Italie, l'école de médecine de Salerne commença à fleurir au XIᵉ siècle ; en France, dans le XIIIᵉ, Jean Pitard, chirurgien de saint Louis, fonda à Paris, sous le patronage de ce monarque, le collége de chirurgie qui fut à la fois le berceau et la sauvegarde de l'art : l'enseignement des *quatre maîtres*, resté fameux dans nos écoles, lui donna beaucoup de lustre (2). Les chirurgiens les plus ha-

----

(1) « Icelle cité de Lyon, disaient les rois de France du quatorzième et du quinzième siècle, est une des clefs du royaume, assise ez limites et marches d'iceluy. » — « On était au temps des croisades ; placé sur la route de l'Orient, Lyon voyait arriver fréquemment dans ses murs des bandes de pélerins, des soldats, des chevaliers. » (Monfalcon, p. 55 et 375.)

La guerre civile eut de nombreux incidents : bornons-nous à citer le siége de Lyon en 1310 par Louis-le-Hutin, fils de Philippe-le-Bel, et la bataille de Brignais en 1362 contre les *Tard-venus*.

La croisade contre les Albigeois s'est formée à Lyon en 1209 ; Louis, fils de Philippe-Auguste, arriva à Lyon en 1215 avec une armée pour marcher contre les Albigeois. (A. Péricaud.)

La guerre contre les Anglais, dont Lyon souffrit beaucoup, fut commencée en 1103 par Guillaume-le-Roux, de Normandie (Velly, *Histoire de France*, t. II) ; les Anglais ne furent définitivement chassés de la France qu'en 1451 (Hénault, *Précis chronologique*). Jeanne d'Arc avait fait lever le siége d'Orléans en 1429.

Le nombre des croisades varie suivant les historiens : le président Hénault en admet six qu'il date ainsi : la première en 1092, la deuxième en 1145, la troisième en 1189, la quatrième en 1204, la cinquième en 1245, et la sixième, dans laquelle mourut saint Louis, en 1269. (*Précis chronolog.*)

(2) L'école de Salerne commença à fleurir en 1076 ; Jean de Milan fit une compilation de ses doctrines en 1100.

« Jusqu'à saint Louis, la chirurgie était, pour ainsi dire, errante et sans

biles tinrent à honneur de s'y faire inscrire , comme Manda-
ville, Lanfranc, et Robert-le-Myre qui donna son nom aux
chirurgiens : *Ita claruit ut omnes chirurgi arte sua celebres
magistrorum myrorum nomine fuerint insigniti.* (Devaux,
Index funereus.) Nos rois eux-mêmes , comme Charles V
(1364) et Louis XIII s'y firent agréger. (*Recherch. sur l'o-
rigin. de la chirurg.*, p. 76).

« Les lettres et les sciences ont jeté peu d'éclat à Lyon
« pendant le XIVᵉ siècle ; elles demandent pour prospérer
« des conditions qui manquent à cette époque (1). » (Monfalcon, *ibid.*)

Mais le flambeau de la science médicale ne s'éteignit point :
l'histoire se plait à signaler quelques intelligences que la Providence semble avoir placées comme des phares, d'espace en
espace, pour illuminer ces siècles obscurs ; elle a conservé
plus d'un nom cher à notre art.

C'est à Lyon que se réfugia le célèbre Lanfranc, de Milan,
lorsque les factions des Guelphes et des Gibelins l'eurent
exilé de sa patrie ; c'est à Lyon qu'il rassembla les matériaux de son immortel ouvrage *Chirurgia parva et magna* (2).

chef... Elle était abandonnée à des ignorants et à des vagabonds ; c'est Pitard
qui a entrepris de la rendre à des mains plus dignes d'elle et de la confiance
du public. » (*Recherches critiq. et histor. sur l'orig. de la chirurgie*, p. 77.)

Jean Pitard fut premier chirurgien de saint Louis , de Philippe-le-Hardi
et de Philippe-le-Bel ; il suivit saint Louis dans la Terre-Sainte ; il mourut,
à l'âge de 87 ans, vers 1315. Pitard fonda le collége de chirurgie de
Paris, dont il forma en 1260 les statuts qui furent perfectionnés en 1268.
(*Recherches, ibid.*, p. 48 et 388).

(1) « Il y avait à Lyon beaucoup de pauvres au quatorzième siècle ; on
y vivait fort mal. » — « Les mœurs publiques étaient fort relâchées. »
(Monfalcon, *ibid.*, p. 479 et 482).

(2) Guillaume Yvoire qui pratiquait à Lyon, y fit paraître, en 1490, une
traduction française de l'ouvrage de Lanfranc.— (Pour plus de détails, voyez
Pétrequin, *Mélanges de chirurgie*, p. 17.) Voici ce que Lanfranc lui-même

Ce ne fut que plus tard qu'il se rendit à Paris (1295) où il ouvrit, avec l'assentiment du doyen de la Faculté (Jean Passavant), des cours publics qui influèrent beaucoup sur les progrès de la chirurgie en France.

Il fut le digne précurseur d'un homme non moins célèbre, Guy de Chauliac, qui exerça longtemps l'art de guérir dans nos murs, où il s'adonna avec un égal succès à la médecine et à la chirurgie. Guy de Chauliac avait quitté Lyon avant 1348, époque où il se trouvait déjà à Avignon pendant la fameuse peste noire qui ravagea l'Europe : sa grande réputation l'avait fait appeler à la cour du pape Clément VI en qualité de premier médecin, poste élevé qu'il conserva auprès d'Innocent VI et d'Urbain V.

En 1363 il y publia sa *Grande chirurgie* avec des matériaux recueillis en grande partie à Lyon, comme il l'écrit lui-même ; cette œuvre lui valut le titre glorieux de *restaurateur de la chirurgie ;* elle eut le rare honneur de rester pendant plus de trois siècles le livre classique par excellence dans toutes nos écoles, et rendit longtemps les nations étrangères tributaires de la France (1).

Du temps de Guy de Chauliac la chirurgie était exercée à Lyon par Bonand qui se distingua dans l'art des opérations.

écrit sur son séjour à Lyon : « Donec Lugduni supra rhodanum moram « trahens, rogatus quoddam de chirurgia facere compendium , tandem « desirans parisius dictis continuis pervenire curis, quas liberorum edu- « cationis cura prosequi compellabar, etc. » (LANFRANC , *tract.* 5 , *cap.* 6.) — Il dit ailleurs : « Permiscrat (domini gratia) me de civitate coactum, et « fecit in Galliam transportare ubi meum jam aliquibus dimissum tempo- « ribus resumpsi studium. »

(1) Pour l'analyse de l'œuvre de Guy de Chauliac et l'appréciation de l'influence qu'elle exerça, voyez Pétrequin , *Mélanges de chirurgie ,* p. **18.** « De mon temps , écrit Guy de Chauliac, maistre Pierre Bonand a été chirurgien-opérateur à Lyon où j'ai longtemps practiqué. » (A. PÉRICAUD, *Biographie lyonnaise*, 1839.)

L'Hôtel-Dieu avait peu à peu subi d'heureux changements :
« C'est une histoire remplie d'enseignements et d'intérêt,
que celle des grandes institutions de bienfaisance qui, loin
de décliner avec l'âge, ne font que grandir en vieillissant,
et dont l'organisation se perfectionne par les vicissitudes
politiques au lieu d'en éprouver la destructive influence.
Debout et florissantes, tandis que les établissements, contemporains de leur origine, ont successivement disparu du
sein de la société, elles témoignent par leur durée qu'il a
présidé à leur naissance une de ces inspirations fécondes
et pleines d'avenir, dont l'importance et l'utilité augmentent
à mesure qu'elles traversent les générations. »

L'hôpital devenait un centre de secours, de plus en plus
précieux pour la population croissante de la ville (1).

Une ère de rénovation se préparait : les ténèbres du
moyen âge se dissipaient peu à peu, et déjà l'on voyait poin-
dre à l'horison l'aurore de la renaissance ; mais ce jour nouveau ne devait pas encore luire pour la science.

Nous avons déroulé à mesure les fâcheux incidents qui, à
plusieurs reprises, ont fait rétrograder la civilisation : il y eut
en outre pour la chirurgie des influences particulières qui
longtemps encore devaient fatalement détruire pour elle tous
les germes du progrès.

C'est une affligeante étude de mœurs à faire : mais il faut
pénétrer jusqu'au cœur de la société scientifique de ces époques, il faut sonder les plaies qu'elle portait dans son flanc
pour apprécier son mal et comprendre les causes de son
dépérissement moral. Ces causes se trouvent tout entières
dans la législation même de l'art.

---

(1) Au quinzième siècle, « le consulat augmenta dans les hôpitaux le
nombre des lits, devenu insuffisant surtout après la peste de 1458, et
confia le service de ces établissements à des hommes de mérite. » (MON-
FALCON, *ibid.*, p. 498.)

L'omnipotence du clergé changea peu à peu la forme de la médecine : la science fut divisée, et la chirurgie se trouva ainsi détournée de sa véritable voie : l'exercice de cet art fut tout à fait isolé dans le moyen âge ; il n'en était pas ainsi dans l'antiquité ; il est constant qu'une foule de médecins contemporains d'Hippocrate exercèrent comme lui la chirurgie (Dezeimeris). Celse a traité dans le même ouvrage ces deux branches de la science. Galien, quoique adonné surtout à la pratique médicale, se livra aussi à l'art des opérations.

Dans les premiers siècles de notre ère, l'exercice de la médecine était réuni au sacerdoce (1). Saint Alexandre qui, en 177, souffrit le martyre à Lyon avec saint Pothin, était médecin de profession ; Rusticus Helpidius, médecin et poète, qu'on dit avoir vécu jusqu'en 533, était diacre de l'église de Lyon ; Petrus Hispanus qui, en 1276, fut élu pape sous le nom de Jean XXI, était poète et médecin, etc. Dans le moyen âge on trouve beaucoup de médecins parmi les moines et les évêques (2).

L'enseignement médical fut d'abord donné dans les églises et dans les cloîtres : les clercs et les religieux accouraient de toutes parts, et dans le XIIe siècle l'entraînement devint si général qu'il amena une véritable désertion dans les monastères : il fallut que le concile de Tours et les papes Alexan-

(1) Au dixième siècle, « les moines et les prêtres étaient astrologues, « médecins et notaires ; ils cumulaient les professions libérales sans posséder « les connaissances que supposaient ces titres. » (MONFALCON, p. 335.)

(2) En voici quelques exemples curieux :

1110 ; Obiso, chanoine de St-Victor, premier médecin de Louis VI *le Gros ;*

1138, Pierre Lombard, chanoine de Chartres, médecin de Louis VII *le Jeune ;*

1200, Rigord, moine de St-Denis, premier médecin de Philippe Auguste ;

1250, Dudo, médecin de saint Louis, ancien curé ;

dre III et Honoré III vinssent rappeler à leurs exercices mo-
nastiques ces trop ardents disciples d'Hippocrate (1).

Toutes les sciences étaient concentrées dans le clergé : il
resta longtemps le dépositaire et le dispensateur des lumiè-
res ; les médecins du moyen âge étaient clercs ; jusque vers
le milieu du XVe siècle il leur était défendu de se marier ;
on craignait que des soins étrangers ne détournassent leur
esprit d'une profession qu'on regardait comme une espèce de
sacerdoce ; on voulait aussi que l'état ecclésiastique ouvrît
aux professeurs le chemin des bénéfices et des premières
dignités de l'église, ainsi que le rectorat dans les universités.
Ce ne fut qu'en 1452 que le cardinal d'Estouville ou d'Étoute-
ville apporta en France une bulle qui affranchit les médecins (2) du célibat. (Broeckx, *Hist. de la médecine belge*,
1837, p. 239.)

1399, Jean Lecomte, chanoine d'Avranches, professeur à l'Ecole de
   chirurgie ;
1511 ; Mort de Robert Morillon, chanoine de Paris, chirurgien du roi ;
1533, Mort de Gilles Desmoulins, chanoine de Paris, agrégé au collége
   de chirurgie ;
   (Voyez *Index funereus* dans *Recherches sur l'origine de la chirurgie.*)
(1) « L'attrait qu'offroit l'art de guérir porta dans les cloîtres mêmes un
empressement qu'il fallut modérer : les clercs et les religieux accouroient
de toutes parts ; l'émulation fut si vive qu'elle causa une espèce de désertion
dans les monastères : il fallut qu'un concile rappelât à leurs exercices ces
singuliers sectateurs d'Hippocrate. » (*Recherches sur l'origine de la chirurgie*, p. 11.) Ce fut l'objet d'une prohibition formelle du concile de
Tours en 1163, qui fut renouvelée par le pape Honoré III : « Contra reli-
« giosos de claustro exeuntes ad audiendum leges vel physicam Alexander III,
« prœdecessor noster, olim statuit in concilio Turonensi. »
(2) « Durant tout le temps que la médecine a été si unie à l'Eglise,
« les physiciens (*médecins*) n'ont pas troublé la chirurgie ; mais depuis
« que le cardinal d'Etouteville leur eut donné des femmes au lieu de béné-
« fices, leur ambition se réveilla, elle poursuivit les chirurgiens sans
« relâche ; elle retarda par des disputes opiniâtres la perfection de leur
« art. » (*Recherches sur l'origine de la chirurgie*, p. 87.)

Il était écrit dans les canons de l'Eglise : *Ecclesia abhor-ret a sanguine.* Les nombreuses guerres religieuses de l'époque avaient pu violer cette règle, mais ne l'avaient point abrogée ; toute effusion de sang restait interdite à la cléricature ; les médecins étaient ainsi obligés d'abandonner l'exercice de la chirurgie, plusieurs même n'osaient l'enseigner qu'avec répugnance.

Toute opération sanglante fut à plusieurs reprises défendue aux clercs par les papes et les conciles. Aussi laissaient-ils la partie opératoire à des hommes illettrés ; ce fut une grande cause de défaveur (1).

La chirurgie ainsi discréditée devint la proie d'une tourbe ignorante et descendit, pour ainsi dire, à l'état d'art manuel et subalterne ; tandis que la médecine resta l'apanage des clercs dont la position privilégiée ennoblissait la profession. (Voy. Pétrequin, *Mélanges de chirurgie*, p. 9.)

« Une sorte de honte semblait attachée à la pratique des

(1) Dans l'antiquité, « la vanité doctorale et ridicule d'une époque plus « rapprochée de nous, n'avait point encore fait imaginer qu'il fût moins noble « de guérir une fracture qu'une diarrhée » (DEZEIMERIS, Dict. en 30 vol., *Chirurgie*, p. 334.) — « Jusqu'au seizième siècle, peu de chirurgiens, même parmi ceux qui possédaient quelque habileté, osaient entreprendre les grandes opérations ; ils les abandonnaient presque toujours à des hommes téméraires, ou aux charlatans qui n'ont jamais reculé devant aucun obstacle. » (BROECKX, *Histoire de la médecine belge.*)

Les médecins ecclésiastiques « en entrant dans la Faculté, abjuroient la chirurgie comme un art indécent pour eux ; la visite des malades dans leurs lits ou dans leurs maisons leur étoit interdite ; les maladies honteuses ou les maux attachés aux femmes blessoient, selon eux, la dignité sacerdotale. » (*Recherches sur l'origine de la chirurgie*, p. 16.)— C'est par eux et pour eux qu'eut lieu la séparation de la chirurgie d'avec la médecine : « Tempore Bonifacii VIII et Clementis V, pontificum romanorum, tum « decreto apud Avenionem facto, tum Philippi pulchri Francorum regis « concilio, chirurgia a medicina separata est. » (*Ibid.*, p. 17.)

2

opérations dont une pudeur déplacée limitait le champ. »
(Dezeimeris, Dict. en 30 vol., art. *Chirurgie*.)

Pour Lyon, les formes administratives des hôpitaux durent
exercer une grande influence : pendant plusieurs siècles,
l'Hôtel-Dieu paraît avoir été successivement la propriété de
diverses corporations religieuses qui le retenaient, pour ainsi
dire, en charte privée. Dès 1032, la ville elle-même passa
sous la domination épiscopale. En 1308, on voit Pierre de
Savoie, archevêque de Lyon, confirmer le privilége de l'Hôtel-
Dieu à l'abbé et aux religieux de Haute-Combe en Savoie (de
l'ordre de Citeaux). En 1314, il fut concédé aux religieux de
la Chassagne dont la gestion dura près de deux cents ans.
Dans un inventaire de 1335, je remarque une redevance
« pour l'archevêque de Lyon, dont les religieux tiennent les
hospices en emphytéose ». Ce ne fut qu'à la fin du XVᵉ siècle (en 1478) que l'Hôtel-Dieu passa sous la direction des
consuls de la ville qui en modifièrent l'organisation.

Ainsi que l'a écrit un de nos savants collègues : « L'histoire de l'hôpital, c'est l'histoire du pauvre ; à ce titre elle
présente un fort grand intérêt ; mieux vaut raconter avec
détail la création dans l'hospice d'une salle nouvelle pour les
malades que la pompeuse entrée à Lyon d'un prince ou d'un
gouverneur ; le véritable événement, c'est l'introduction d'un
nouveau genre de secours dans la maison des malheureux. »
(Monfalcon, *Hist. de Lyon*, p. 536.)

Jusque-là, les conditions locales n'étaient pas moins défa-
vorables pour la chirurgie à Lyon que dans le reste du
royaume. Partout on s'habitua peu à peu à faire rejaillir sur
l'art la déconsidération de ceux qui l'exerçaient sans titre :
on appliqua aux choses ce qui était du fait des hommes, et
une prévention injuste les confondit dans l'opinion publique.

Est-il étonnant qu'avec de pareilles entraves cette branche
de la science ait déchu ? Le véritable rôle de la chirurgie était

méconnu. Sous l'empire de son infériorité de convention, on oubliait qu'elle a le même objet que la médecine, que leur origine est identique, que les services qu'elles rendent se balancent, que leur valeur est égale et que le rang qu'elles peuvent tenir doit être égal aussi.

Le préjugé contraire, né dans des temps barbares, exerça la plus déplorable influence ; ce premier mal en engendra un second ; l'abandon dans lequel se trouvait la chirurgie donna naissance à d'innombrables abus : elle était envahie par des gens sans lettres et sans aveu (1). Dans le XIIIe siècle, le prévôt de Paris dut intervenir ; une enquête fut ordonnée pour en exclure ceux qui étaient indignes. On établit un examen devant un jury composé de six chirurgiens ; néanmoins, des charlatans, des vagabonds et des aventurières n'en continuèrent pas moins à s'immiscer dans la pratique de l'art.

Il y a plus, la chirurgie elle-même s'était peu à peu subdivisée en deux classes distinctes et ennemies : les mires, chirurgiens jurés ou de robe longue, *gens de grand état*, comme on disait alors, se trouvèrent en butte non seulement aux attaques de la Faculté de médecine, mais encore aux intrigues des barbiers qui usurpaient le titre de chirur-

___

(1) Edit de Philippe-le-Bel : « Ad nostrum pervenit auditum quod quam-
« plures... alii murtrarii, alii latrones, nonnuli monetarum falsatores et
« aliqui exploratores et holerii, deceptores alquemistæ et usurarii in villa
« et vice comitatu nostro parisiensi artis chirurgicæ scientiam et opus, ac
« si examinati sufficienter in scientia prædicta et jurati fuissent, licet in
« ea minus provecti et inexperti existant, exercere præsumunt et eidem
« publice se immiscent, etc. » (Edit de 1315.)

En 1586, les administrateurs de l'Hôtel-Dieu de Lyon prirent un étrange arrêté qui prouve que de tout temps la superstition a été l'apanage des gens du monde, à l'endroit de la médecine : ils confièrent le traitement des vénériens à une femme nommée Françoise Paige, qui prétendait posséder un secret. (Voy. PÉTREQUIN, *Mélang. de chir.*, p. 59.)

giens et empiétaient sans cesse sur leur domaine. (Consultez, sur ce point d'histoire médicale, les intéressantes recherches de M. Berriat Saint-Prix, *Mém. de la Société des antiquaires*, t. XIII; analyse dans Pétrequin, *Mélanges de chirurgie*.)

Les ordonnances de Philippe-le-Bel en 1351, de Jean en 1352, et de Charles V en 1370, établissent formellement la séparation des barbiers et des chirurgiens jurés, de même qu'un règlement du roi Jean, concernant les apothicaires (août 1353), énonce la séparation des chirurgiens et des médecins.

L'institution des examens pour la maîtrise en chirurgie (1), en exigeant des garanties de capacité, semblait devoir opposer aux abus une puissante barrière. Il n'en fut rien : la protection des lois fit elle-même défaut aux intérêts de l'art ; dans un édit de 1371, Charles V reconnut aux barbiers le droit de saigner, et en 1372 il leur octroya l'exercice de la petite chirurgie en les mettant « en possession de curer et « guarir toute manière de clous, bosses, apostumes et plaies « ouvertes en cas de péril et autrement, si les plaies n'es- « toient mortelles, sans pouvoir en estre empeschés par les « mires ou chirurgiens jurés. »

Les barbiers n'avaient pas tardé à s'organiser en corporation : ils n'étaient que 26 à Paris en 1301 ; leur nombre avait presque doublé en 1364. (Voy. *Rech. sur l'orig. de*

---

(1) Philippe-le-Bel, dans son édit de 1311, établit un jury pour l'examen de maîtrise en chirurgie, et il en confia la direction à Pitard, son premier chirurgien, qui avait composé les statuts du collége de chirurgie de St-Louis.

« N'estant ni jurés ni gradués au collége de chirurgie, l'on demanda que les barbiers se continssent dans les bornes de leur mestier. » — « On en appela aux fonctions du premier barbier, lequel ne foisoit que peigner Sa Majesté, lui rogner les ongles, l'assister quand il se vouloit baigner, sans oser manier onguents. » (*Rech. sur l'orig. de la chir.*, p. 92.)

chir., p. 88.) Ils furent dotés du don de maîtrise, ils étaient examinés par le barbier, premier valet de chambre de Charles V. La barberie relevant ainsi directement de la maison du roi, affecta des tendances de plus en plus envahissantes. Rien ne saurait mieux rappeler la sourde ambition de ce corps, que la figure historique du barbier de Louis XI, de cet Olivier-le-Dain qui, à force d'intrigues, parvint à s'élever aux plus hautes dignités de l'État.

Ces empiétements pesaient aux chirurgiens jurés qui intentèrent un procès à leurs adversaires, dans l'espoir de les forcer à rentrer dans les limites de leur profession ; mais ils le perdirent en 1425 ; les prétentions des vainqueurs ne firent qu'augmenter de plus belle, et ils parvinrent à obtenir du roi de nouveaux édits en 1427 et 1438 qui confirmèrent leurs priviléges ou pour mieux dire leur usurpation.

La confusion passa jusque dans les lois : les deux expressions de *barbier* et de *chirurgien* devinrent synonymes : il en est ainsi dans les registres de Grenoble pour 1533, 1540 et 1564 (Berriat Saint-Prix). Le plus ancien chirurgien dont j'aie découvert le nom dans les archives manuscrites de l'Hôtel-Dieu de Lyon, était un chirurgien-barbier ; c'était en 1528. (Voy. Pétrequin, *Mélang. chirurg.*, p. 25).

Cette confusion de deux corporations est complète dans un édit d'Henri IV de 1592 : « L'estat de maistre barbier et chirurgien s'estend non seulement sur le faict des barbes et cheveux, mais à la chirurgie en théorie et pratique, en anatomie du corps humain, et à panser et à médicamenter apostumes et plaies, ulcères, fractures, dislocations, cognoissances des simples, composition de médicaments et autres choses concernant la santé. » (Août, 1592).

En 1611 Louis XIII établit son premier barbier « maistre et garde de l'estat de maistre chirurgien en France. » (Mars 1611). Le lieutenant du premier barbier du roi figura longtemps à Lyon dans les séances solennelles pour l'examen public et la proclamation des chirurgiens de l'Hôtel-Dieu. J'en ai trouvé les traces jusqu'à la fin du XVIIe siècle (1).

Louis XIII alla plus loin : « Il décida la réunion des deux « communautés en un seul et mesme corps pour jouir do- « resnavant et conjointement des droits les uns des aultres, « ensemble des priviléges, etc. » Cet édit d'union fut pro- mulgué en 1613 , et la fusion fut définitivement effectuée par des contrats qui intervinrent en 1644 et 1645 , et fu- rent homologués en 1656.

Tel est le spectacle que la chirurgie présenta en France pendant une longue suite de siècles, spectacle affligeant pour les amis de cet art et bien propre à montrer jusqu'où peut descendre la science, une fois qu'on lui a fait perdre le flam- beau des lettres et de la philosophie. Les lois avaient beau associer des éléments aussi hétérogènes , des choses aussi disparates , l'assimilation n'en était pas possible, et, en dépit de la législation , il ne pouvait en résulter ni stabilité pour cette étrange institution , ni progrès pour la science , ni ho- norabilité pour les hommes de l'art.

Lyon en particulier eut beaucoup à souffrir de cet état de choses : en dehors des hôpitaux, ce n'était souvent que con- fusion et préjugés, rivalités jalouses et stériles, querelles in- cessantes soit des chirurgiens entre eux, soit de leur corpora- tion avec les médecins et les apothicaires. Dans les hôpitaux , il n'existait pas d'enseignement pratique capable de redresser,

____

(1) Les procès-verbaux conservés dans les archives manuscrites de l'Hôtel-Dieu de Lyon mentionnent la présence du lieutenant du premier barbier du roi dans les examens publics soit pour le titre d'aspirant, soit pour le diplôme de maîtrise, successivement à l'égard de Poictevin , le 17 juin 1629 ; de Louis Malherbe , le 5 avril 1632 ; de Guillaume Pelley, le 17 juillet 1659 ; d'Horace Panthot, le 16 septembre 1671, etc. (Voyez Pétrequin , *Mélang. de chir.*, p. 90, etc.)

par l'observation de la nature, les errements de la théorie et
les paradoxes des systèmes ; il n'y avait pas d'école organisée
pour rectifier l'art et réformer les maîtres et les disciples.
Nous avons démontré ailleurs, (Voy. *Mélanges de chirurgie*.)
que le poste de chirurgien principal de l'Hôtel-Dieu ne fut, pendant plusieurs siècles, qu'un simple passage qu'on ne recher-
chait que pour obtenir un certificat de service : c'était comme
un piédestal où l'on ne montait que pour faire acte de présence,
et avoir son nom inscrit sur un diplôme ; aussi les chirurgiens
d'alors étaient-ils trop souvent d'une insuffisance notoire ;
aussi force était-il plus d'une fois d'appeler à l'hôpital les
chirurgiens de la ville pour pratiquer les opérations majeures,
comme on le voit dans le XVIᵉ et au commencement du
XVIIᵉ siècle (1).

Une réforme, disons mieux, une reconstitution devenait
indispensable. L'art n'était plus à sa place ; qui ne verrait ici
une fois de plus, s'il était encore besoin de cette démons-
tration, que rien dans les arts libéraux n'est plus nuisible
à leur progrès et à leur prospérité que le défaut d'éducation et d'instruction ? L'enseignement spécial ne saurait suf-
fire, et sans ce complément précieux, les études techniques
s'affaiblissent, les bonnes traditions s'altèrent, et les hommes,
frappés de déchéance morale, tombent au degré inférieur de
l'échelle sociale. Les garanties de savoir deviennent illu-
soires, et le diplôme de capacité n'est plus qu'un mensonge
officiel. Dès que l'esprit n'est point assez cultivé, le niveau
des intelligences s'abaisse : aussi l'absence de lettres et de
philosophie ne pouvait-elle qu'engendrer l'ignorance, au sein
de laquelle l'art et les artistes se déconsidèrent.

(1) Notamment pour Damour en 1586, Carra en 1599, Pavye en 1611,
Albert en 1613, Mêlier en 1618, etc., tous chirurgiens de la ville. (Voyez
Pétrequin, *Mélang. de chir.*, p. 53.)

Pendant que le monde scientifique était en proie à ces longues et pénibles épreuves, une ère nouvelle se préparait pour le monde littéraire, je veux parler du siècle de la renaissance qui imprima à la société lyonnaise une impulsion si vive et si féconde. On l'a dit à juste titre : « Le XVIe siècle fut la plus belle époque de la civilisation lyonnaise : on ne vit, en effet, en aucun temps, un essor si général et si grand de la pensée, et un nombre si considérable de personnes distinguées dans tous les genres. » (Monfalcon, *Hist. de Lyon*, p. 589).

Partout une activité insolite se développe; les monuments publics se complètent et se multiplient : on venait de commencer la façade de l'église de Saint-Nizier (1454), on achevait celle de la cathédrale de Saint-Jean (1476). Charles VIII plaçait la première pierre de l'église de l'Observance (1495); les conseillers-eschevins, en vertu des lettres patentes de François Ier, fondaient (1527) le collége de Lyon, où fut appelé (1529) Barthélemy Aneau, célèbre professeur de Bourges. L'hôtel-Dieu était devenu insuffisant (1); Kléberg contribuait à la fondation (1532) de l'*Aumône générale* (aujourd'hui hospice de la Charité) destinée alors aux pauvres, aux orphelins et aux voyageurs sans moyen d'existence (Monfalcon, p. 604).

Lyon était devenu la patrie adoptive d'une foule de familles italiennes, que les guerres civiles forçaient à chercher un refuge en France (Voy. Monfalcon, p. 546). Le Commerce, les Lettres et les arts y attiraient un grand concours d'industriels, de littérateurs et de savants.

L'imprimerie, introduite en 1472 par le lyonnais Barthélemy Buyet, était des plus florissantes; elle contribua puis-

______

(1) En 1229, Lyon possédait quatre léproseries (il y en avait près de deux mille en France). Ses ressources hospitalières avaient augmenté avec le temps. (A. PÉRICAUD, *Documents historiques.*)

samment au progrès intellectuel de l'époque. Les presses lyonnaises, qui ont inscrit dans l'histoire les noms restés célèbres des imprimeurs Gryphe, Roville, Tournes, Dolet, Frellon, Juste, etc., (*Sur la considération et le savoir des imprimeurs du temps*, voyez Monfalcon, p. 621), les presses lyonnaises étaient les premières de l'Europe, et, grâce aux foires franches de Lyon (1), elles alimentaient tous les marchés du monde. Les bibliophiles savent qu'un des premiers livres imprimés fut un traité de médecine par Mathieu Huszet, *Liber pandectarum medicine*, 1483.

Au nombre des hommes de lettres étrangers (2), dont la présence à Lyon ne fut pas sans influence, nous devons nommer Érasme, en 1506, le poète Jean Second, qui accompagnait François Ier vers 1530, le poète Jean Voulté, de Rheims (1536-1537), et surtout Clément Marot, qui resta longtemps dans nos murs, et qui pendant son séjour fit plusieurs fois imprimer ses œuvres (1538) et abjura le protestantisme, etc.

Parmi les Lyonnais, il faut rappeler les noms de l'historien

(1) Charles VII, étant encore dauphin, avait créé deux foires franches à Lyon en 1419; devenu roi, il en accorda une troisième en 1443, et Louis XI une quatrième 1467, etc. — En 1503, Louis XII abolit les droits de péage sur le Rhône et sur la Saône, qu'on faisait payer aux marchands qui fréquentaient ces foires, sans que cette perception eût été légalement autorisée.

« Aucune ville, Venise exceptée, ne mettait en circulation une aussi forte quantité de livres ; Lyon était alors ce qu'est aujourd'hui Leipsik au temps de sa foire célèbre. » — « On connaît environ quatre cents éditions d'ouvrages sortis des presses lyonnaises, les vingt-huit dernières années du quinzième siècle. (Monfalcon, p. 553.)

(2) « Lyon non seulement produisait un nombre remarquable d'esprits « d'élite, il donnait encore asile à des écrivains d'une haute célébrité ; « aucune ville en France n'éprouva au même degré l'influence de la renai-« sance, et ne prit un rang si distingué dans la civilisation. » (*Id.*, p. 590).

Paradin, de Duchoul, de Bellièvre, de Humbert Fournier, du poète latin Claude Rousselet (mort en 1532), de l'historien Rubys (né en 1533, mort en 1613), enfin de Humbert de Villeneuve (mort en 1518) et de Jean Grollier (mort en 1565) les deux Mécènes du temps, etc.

N'oublions pas, Messieurs, que Lyon possédait alors une pléïade de femmes de lettres, entre lesquelles on distingue Pernette du Guillet, Clémence de Bourges, et surtout Louise Labé, devenue fameuse sous le nom de la *Belle-Cordière*.

La chirurgie et la médecine jouèrent un grand rôle dans ce mouvement des intelligences. Le chirurgien le plus ancien dans nos archives (Benoît Duclozet, 1528) avait pour collègue un homme célèbre plus connu aujourd'hui en littérature qu'en médecine, je veux parler de François Rabelais qui pendant plusieurs années fut médecin (1) de notre Hô-

---

(1) Rabelais paraît avoir apporté dans l'exercice de ses fonctions des habitudes incompatibles avec l'ordre d'une maison hospitalière ; et, comme il s'était absenté deux fois sans permission, le consulat le congédia et lui donna pour successeur, le 5 mars 1534, Me Pierre Ducastel (PÉTREQUIN, *Mélang. chir.*, p. 29). « Un rôle de 1537, conservé à l'Hôtel-de-Ville de Lyon, porte en marge le nom de Me François Rabelais, comme faisant ou ayant fait partie d'une des dixaines de penonage de la rue Dubois. C'est sans doute à cette époque de sa vie que se réfère une pièce latine d'Etienne Dolet (*Carminum libri* IV, 1538, p. 164) sur un pendu dont Rabelais fit ici publiquement la dissection. » (A. PÉRICAUD, *Biographie lyonnaise*, 1839, p. 242.) Rabelais composa, suivant la coutume du temps, deux almanachs, l'un pour 1533 et l'autre pour 1535, qu'il publia à Lyon chez F. Juste. Il avait déjà fait paraître à Lyon une édition latine des aphorismes et de quelques autres traités d'Hippocrate, et de *Ars medicinalis* de Galien. Il en fut fait en 1543 une réimpression, que je dois à l'obligeance de M. A. Péricaud d'avoir pu étudier : c'est un petit in-18 de 318 pages ; il avait d'abord appartenu au docteur Gauthier de Lyon qui en a fait don à la bibliothèque de la ville. Il renferme :

1° Hippocratis aphorismorum sectiones VII, Nicolao Leoniceno interprete ; his accessit octava ex Antonii Musæ brassavoli commentariis ;

pital (jusqu'au 5 mars 1534). Rabelais séjourna à Lyon de 1532 à 1535 et peut-être 1537. Il y publia (en 1532) une édition de quelques traités d'Hippocrate et de Galien. Il y composa l'ouvrage qui l'a immortalisé : les premiers livres de *Gargantua et Pantagruel* y parurent en 1534 et 1535.

A côté de Rabelais, se place le nom d'un médecin qui eut la gloire d'être un des premiers fondateurs du collége de médecine de Lyon, ce fut Symphorien Champier, cousin du chevalier Bayard, lequel venait de se révéler à Lyon dans un brillant tournoi, en présence de Charles VIII (1489). En 1534, Symphorien Champier publia à Lyon deux ouvrages curieux : *Hortus Gallicus* et *Campus Elysius*, dans lesquels il

2º Præsagiorum libri iii, Gulielmo Copo Basiliensi interprete ;

3º Ejusdem de natura hominis liber, Andrea Brentio patavino interprete ;

4º De ratione victus in morbis acutis libri iv, Gulielmo Copo Basiliensi interprete :

5º De medici officio, de lege, de specie et visu libri. (Sans nom de traducteur, ce qui me porte à croire que la traduction est peut-être de Rabelais lui-même) ;

6º Galeni ars medicinalis, Nicolao Leoniceno interprete ;

7º Aphorismi Hippocratis lingua ionica, ex fide vetustissimi codicis. — Le texte grec n'est pas paginé ; il a son titre à part, et contient 62 pages. La plupart des bibliographes en ignorent l'existence dans cette édition.

Le livre commence par une dédicace : « Clariss. doctiss. que viro Gotofredo ab Estissaco malleacensi episcopo Fr. Rabelæsus medicus s. p. d. » — Voici le début : « Quum anno superiore Montpessuli aphorismos Hippocratis et deinceps Galeni artem medicam frequenti auditorio publice enarrarem, annotaveram loca aliquot... comperi illos (interpretes) non pauca invertisse verius quam vertisse, etc. » (*Lugduni*, *idibus julii* 1532.) — Le titre général porte : Ex Fr. Rabelæsi recognitione.

Concluons que Rabelais était à Montpellier en 1531, et qu'il y expliquait publiquement Hippocrate et Galien, sans avoir pris ses grades ; qu'il prenait le titre de *medicus*, et qu'il remplit les fonctions de médecin de l'Hôtel-Dieu de Lyon avant d'être docteur : le diplôme doctoral ne lui fut conféré que le 22 mai 1537.

veut prouver que la France produit tous les remèdes dont ses habitants peuvent avoir besoin, et que c'est une folie d'aller chercher, à grands frais, dans les pays lointains, des drogues et des simples qui n'avaient pas été faits pour nous. — C'est un des premiers auteurs qui ont tenté de donner une biographie médicale : *de medicinæ claris scriptoribus*, 1506.

Champier fut un des promoteurs du collége de médecine de Lyon, que le P. Ménestrier regardait, en 1660, comme un des plus célèbres de l'Europe et dont le P. Colonia disait, en 1730, qu'il avait beaucoup contribué à l'état de la littérature, par le nombre et le mérite des auteurs qu'il avait produits. Les statuts de ce collége, cités avec éloge par les historiens (voy. Verdier), ne furent ratifiés qu'en 1576, c'est-à-dire longtemps après la mort de Champier (né vers 1472, mort en 1539). L'année suivante le collége obtint des lettres-patentes d'Henri III (1577) qui furent confirmées successivement par Henri IV (1595), Louis XIII (1631) et Louis XIV (1638).

La chirurgie était représentée par Jean Canape, abréviateur de Guy de Chauliac (1538), et ami du célèbre Ambroise Paré, pour les besoins duquel il traduisit plusieurs livres de Galien.

Canape eut un disciple distingué dans Pierre Tolet, qui fut lié avec Rabelais, et qui a laissé une traduction de la *Chirurgie* de Paul d'Egine et du *Traité des tumeurs* de Galien (1546).

Jacques Daleschamps, un des successeurs de Tolet à l'Hôtel-Dieu, composa un *Traité de chirurgie* (1570) qui eut plusieurs éditions. Il avait traduit les *Administrations anatomiques* de Galien (1566), et le sixième livre (*Chirurgie*) de Paul d'Egine. Les érudits citent sa *Traduction* d'Athénée, les botanistes son *Histoire des plantes* (1587) : Charles Plumier a consacré son nom à un genre de la famille des euphorbiacées (Dalechampia) ; l'historien Rubys l'appelle *notre Esculape lyonnois* (1),

On voit de quelle prodigieuse activité était pénétré l'esprit public, et quel brillant essor s'opérait dans le travail de la pensée.

C'est à Lyon que prit alors naissance l'une des plus grandes découvertes médicales des temps modernes : c'est dans notre cité que son auteur, Michel Servet, recueillit pendant ses divers séjours (vers 1530, puis en 1536, en 1540 et 1543) les matériaux de l'ouvrage qu'il publia à Vienne en 1553 sous le titre de *Christianismi restitutio*, ouvrage dans lequel il découvrit le phénomène de l'hématose et de la circulation pulmonaire et en devina la théorie (2). Le réformateur Calvin poursuivit Servet à outrance, et le fit brûler vif à Genève, le 27 octobre 1553, à l'âge de 44 ans. Le fanatisme étouffa ainsi les élans de la science.

Ce fut à la même époque que parut à Lyon Michel Nostra-

____

(1) Daleschamps a conquis et conservé un rang distingué dans l'histoire de la littérature. Sa traduction française de la *Chirurgie* de Paul d'Egine est restée la meilleure de toutes jusqu'à nos jours où M. René Briau vient d'en faire paraître une nouvelle. (*Paris*, 1855.) Nous croyons devoir citer ici son jugement, honorable pour Daleschamp : « Jusqu'à nos jours cette ver- « sion a été la seule à l'aide de laquelle on a connu et étudié la chirurgie de « Paul d'Egine... Il l'a fait suivre de commentaires souvent fort instructifs et « qui dénotent un homme versé dans la connaissance et la pratique de notre « art. » (René Briau, p. 50.) — Daleschamps, reçu docteur à Montpellier en 1547, était établi à Lyon dès 1552 ; sa pierre tumulaire (il fut inhumé dans l'église des Jacobins) conservée au Palais des Arts, près du lieu des séances de l'Académie, nous apprend qu'il mourut à Lyon en 1588, à l'âge de 75 ans. (Voyez Pétrequin, *Mélang. de chirur.*, p. 34.)

(2) C'était un grand pas pour la science. Ce fut à Harvey, riche des observations de Servet, de Césalpin et de son maître Fabrice d'Aquapendente, que revint l'honneur de découvrir (1619) et de démontrer (1628) la circulation générale. Elle ne fut admise dans aucune Faculté avant 1650, c'est-à-dire un siècle après la publication de Michel Servet.

damus, plus connu de nos jours en astrologie qu'en médecine. Sa grande réputation le fit appeler par nos ancêtres
pour une épidémie meurtrière ; il eut beaucoup de vogue et
beaucoup de succès. C'est à Lyon que Nostradamus publia,
en 1555, les sept premières centuries de ses prophéties.

Le corps des chirurgiens suivit l'essor général : il s'était
organisé en communauté, mais il restait toujours sous
l'étreinte d'une législation défectueuse.

C'était encore des chirurgiens-barbiers : une lettre du
consulat de 1586 ne les nomme pas autrement.

Les hôpitaux entrèrent les premiers dans la voie des réformes : en 1618, Louis XIII, sur les instances des administrateurs de l'Hôtel-Dieu, octroya des lettres-patentes qui
ont fait époque dans l'histoire de la chirurgie locale. Elles
établissent, que dorénavant celui des élèves compagnons
qui aura été choisi par les recteurs pour être chirurgien
principal de l'Hôtel-Dieu, sera, à la fin de son exercice,
gratifié du privilége de maîtrise, à la condition d'avoir ac-
compli un service de six années, et de subir à sa sortie un
examen de capacité. Telle est l'origine du majorat de nos
hôpitaux.

Cette innovation portait une atteinte profonde aux statuts
et prérogatives de la communauté des chirurgiens. Elle sou-
leva de leur part une opposition des plus vives. Le collége de
médecine et la corporation des apothicaires descendirent
aussi dans la lice. Les lettres-patentes ne purent être enregistrées. On ne saurait aujourd'hui se faire une idée de l'ani-
mation des débats ; des jugements contradictoires furent
rendus (pour les détails, voy. Pétrequin, *Mélanges de chirurgie*, p. 71), et ce ne fut qu'après dix ans d'une procédure
longue et compliquée que les lettres-patentes eurent enfin
force de loi (1).

(1) Les lettres-patentes de Louis XIII, obtenues sur les instances de

Elles ouvrirent une ère nouvelle : l'Hôtel-Dieu posséda ainsi sa *charte chirurgicale*. Ce fut une révolution complète qui s'opéra dès lors dans la position, jusque-là précaire, de l'homme de l'art à l'Hôpital. Ce ne fut plus un passage que chacun à l'envi s'efforçait d'abréger. En attachant un privilége aux fonctions chirurgicales, les lettres-patentes en rehaussèrent l'importance ; elles relevèrent la valeur sociale du majorat, et ce poste, jusque-là méconnu et que chacun semblait délaisser, fut bientôt ambitionné par tous (*id. ibid.*).

Ce fut l'inauguration d'un progrès réel : le service devint plus régulier et plus complet ; des chirurgiens distingués se formèrent à cette école ; parmi les noms recommandables qui apparurent dans cette deuxième période, on distingue ceux de Louis Malherbe, Henry Charavel, Horace Panthot, Henry l'Hermitte, Pierre Gimon, Gabriel Parisot, etc., qui ont laissé d'honorables souvenirs dans les archives de l'Hôpital.

Je voudrais, Messieurs, pouvoir ici raconter en détail la belle conduite des chirurgiens de Lyon au milieu des épidémies qui vinrent si fréquemment ravager notre ville durant le XVe, le XVIe et le XVIIe siècle (1).

Dans les sciences, comme la médecine où la vie se consume en actes de dévoûment et d'humanité, les mentions de

M. Cardon, ancien recteur de l'Hôtel-Dieu, sont datées de Paris, août 1618. La Cour de Lyon rendit, en 1624, une sentence portant que « nonobstant les oppositions, les lettres-patentes seront enregistrées pour jouir par les impetrants de l'effet et bénéfice d'icelles, » et en août 1626 une deuxième sentence confirmative. Enfin, le 2 septembre 1626, le parlement de Paris rendit un arrêt définitif dans le même sens ; mais elles n'eurent réellement leur premier effet que le 2 juillet 1628 pour la nomination de François Lacoste. (Voyez PÉTREQUIN, *Mélang. de chir.*, p. 66 et 87.)

(1) Pour ce point d'histoire, voyez Pétrequin, *Mélanges de chirurgie*, p. 117 ; *Revue du Lyonnais*, 1845 ; et *Gazette médicale de Paris*, 1845, p. 209.

l'histoire sont souvent la seule justice rendue à l'homme de
l'art. Aussi la biographie médicale, quand elle n'enseigne pas
des découvertes, peut-elle encore servir à la fois de récom-
pense au mérite et à la vertu, et d'exemple à la postérité.

Dans la peste meurtrière de 1629, Lyon perdit huit médecins et soixante et dix chirurgiens (Monfalcon, *ibid.*, p. 760);
les noms de la plupart ont été perdus avec les détails de
leurs belles actions. Nous pourrions toutefois rapporter plus
d'un trait de philanthropie et de ce courage scientifique dont
s'honorent les praticiens ; au nombre de ceux qui périrent
victimes de leur dévoûment, on nomme Chevelu (1610), François de la Coste (1628), l'élève Pierre Chassaigne (1628), etc.
Nous pouvons citer encore, parmi les chirurgiens de l'Hôpital,
Anthoine de Brioude (1628), Louis Malherbe (1631 et 1637),
Henri Charavel (1642 et 1643), etc., dont les archives manuscrites de l'Hôtel-Dieu signalent avec éloge le zèle et l'abné-
gation; parmi les maîtres chirurgiens de la ville, Michel Malo
(1628), Anthoine (1638), Jean Lepère (1638-1639), etc., qui
les secondèrent dans leur périlleuse mission; et parmi les
élèves, Jean Guillard (1629), Pierre Massin et Jean Duchier
(1643), etc., qui suivirent leur noble exemple.

Ces grandes épreuves ennoblissaient l'art et ses adeptes.
L'heure de la réhabilitation approchait; c'est à la France
qu'en revient tout l'honneur : le grand siècle de Louis XIV,
qui porta si haut la gloire des lettres françaises, en avait
préparé les éléments ; il était réservé au règne de Louis XV
d'exécuter cette œuvre de réparation. La chirurgie lyonnaise, pendant le XVIIIᵉ siècle, pouvait s'enorgueillir d'avoir
produit une série d'hommes de mérite comme Laurès, les
deux Flurant, Garnier, Grassot, Pouteau, Puy, Guérin,
Bouchet, Charmetton, Buytouzac, Dussaussoy, Rey, etc.,
dont les noms vivent encore dans la mémoire publique. La
littérature locale s'enrichit d'une foule d'ouvrages recomman-

dables (1) qui figurent avec honneur dans nos bibliothèques ; .
et elle exerça une incontestable influence sur le mouvement
général dont Paris devint le centre.

En 1724, Lapeyronie inspira à Maréchal-, premier chirurgien de Louis **XV**, l'idée d'établir cinq démonstrateurs royaux
aux écoles de chirurgie de St-Côme, et en 1731 de faire éri-
ger les principaux chefs de la communauté en corps académique. Ce fut l'origine de l'illustre *Académie de chirurgie*.
Ses *Mémoires* dont la publication, dédiée au roi, commença vers 1742, devinrent le Code des chirurgiens. Toute
l'Europe médicale s'émut à l'impulsion qu'elle recevait de la
France.

Lyon avait conquis un rang élevé dans l'opinion publique :
les plus illustres membres de l'Académie royale de chirurgie
se faisaient gloire, Messieurs, d'être correspondants de votre
Compagnie, comme Quesnay, Louis, Caumont, Hévin, etc.

La chirurgie lyonnaise vit les noms de ses principaux
représentants inscrits avec distinction parmi les associés de
l'Académie de chirurgie de Paris, tels que Grassot, Charmetton, Flurant, Pouteau, etc. Les travaux de quelques-
uns d'entre eux eurent l'honneur de figurer dans les *Mémoires* de cette compagnie savante ; citons ceux de Guérin

(1) Je me bornerai à citer le *Traité de splanchnologie raisonnée rédigée
en démonstrations*, par P.-M. Flurant (*Paris*. 1752, 2 vol. in-12), ouvrage
dédié à l'Académie de chirurgie et approuvé par elle ; — les *OEuvres pos-
thumes* de Pouteau, publiées avec des notes par Colombier, sous le patronage de la Société de médecine de Paris, avec un rapport du célèbre
Vicq d'Azyr (*Paris*, 1783, 3 vol. in-8) ; le *Traité des maladies des yeux* de
J.-J. Guérin (1769), qui fut, avec les *Mémoires sur l'œil* de Janin de Lyon
(1772), un des meilleurs livres du dix-huitième siècle sur l'ophthalmologie ;
— le *Traité de physiologie* de J.-S. Duficu (2 vol.) ; — le *Traité de l'hydro-
cèle* de A.-C. Dussaussoy ; — et le *Traité de la pourriture d'hôpital* du
même auteur, etc. — On verra plus loin les ouvrages lyonnais couronnés
par l'Académie de chirurgie.

sur l'extirpation de l'œil, de Puy sur les hernies, de Pouteau sur la ligature de l'épiploon, etc.

Il y a plus : l'Académie de chirurgie ouvrit des concours auxquels elle convia tous les chirurgiens de l'Europe. Lyon eut la gloire de remporter un grand nombre de couronnes : en 1744, Grassot obtint le 1er prix (*sur les émollients*) : il avait pour concurrent le célèbre Louis, qui fut plus tard secrétaire perpétuel de l'Académie de chirurgie. En 1748, le 1er prix fut décerné à Charmetton (*sur les caustiques et les dessicatifs*) ; le fameux Nannoni, de Florence, était du nombre de ses compétiteurs. En 1749, Flurant partagea le 1er prix avec Louis (*sur les détersifs*). En 1752, Faure mérita le 1er prix (*sur les tumeurs scrofuleuses*) ; l'illustre Bordeu n'eut que le 2e prix.

Chaque année apportait un triomphe à la chirurgie lyonnaise.

L'Académie royale de chirurgie, présidée successivement par Maréchal (1731 à 1736), Lapeyronie (1736 à 1747), et la Martinière (1747 à   ) se signala par des travaux remarquables. La science prit un essort jusque-là inouï : ses notabilités se multiplièrent. L'œuvre de régénération marcha vite : dès 1743, la chirurgie fut totalement séparée de la barberie. Les mémorables paroles que Louis XV prononça à ce sujet méritent d'être rappelées ici : « Nous avons cru, dit-il, « devoir accorder de plus grandes distinctions à l'art de la « chirurgie qui a été porté dans notre royaume à un haut « degré de perfection ;... c'est dans cet esprit que nous « avons jugé à propos de séparer entièrement l'exercice de « la barberie du corps des chirurgiens qui se trouvait avili « par le mélange d'une profession si inférieure. » (1748, lettres-patentes confirmant l'établissement de l'Académie).

La chirurgie, dégagée de cette fâcheuse alliance, changea de face ; elle brilla tout à coup d'un éclat inattendu ; on la vit s'élever rapidement à un degré de considération que depuis le moyen âge elle avait cessé d'atteindre : ce fut une véritable transformation. Le XVIIIe siècle fut, pour notre art, ce que le XVIe avait été pour les lettres lyonnaises lors de la brillante époque de la Renaissance.

Le mouvement était donné ; d'importantes réformes allaient s'accomplir. Nous avons fait voir, en parcourant le moyen âge, combien le défaut de lettres et de philosophie avait nui aux progrès scientifiques ; jusque-là les chirurgiens savants et lettrés étaient d'honorables, mais trop rares exceptions. Il était besoin de modifier l'organisation des écoles ; il fallait de ce qui n'était qu'une exception faire une règle générale ; on éleva le niveau des études professionnelles. Le baccalauréat, qui réalisait d'heureuses garanties de savoir, fut la première des épreuves que l'aspirant devait franchir pour arriver au sanctuaire. La science se trouva ainsi élevée sur un terrain nouveau où elle pouvait se développer à l'aise. Désirons, pour l'honneur de l'art, qu'on n'abandonne plus cette voie sûre et fertile, et qu'on ne retranche jamais les racines de l'arbre scientifique qui ne peut ni prospérer ni fleurir sans cette sève littéraire : elle seule possède une force intrinsèque capable de résister à toutes les vicissitudes humaines, et de vivifier toujours les semences que l'expérience des siècles apporte dans son sein.

L'influence des études littéraires fut immense : la chirurgie, rehaussée par les diplômes universitaires, prit un essor rapide dont le dernier terme n'a point encore été atteint. Ai-je besoin de rappeler, Messieurs, que vous admites alors dans vos rangs des chirurgiens lyonnais de cette école, qui avaient pris place parmi les littérateurs et qui ont eu l'honneur, comme Marc-Antoine Petit, de voir leurs productions couronnées par l'Académie française (1) ?

(1) La *Médecine du cœur* de Marc-Antoine Petit de Lyon (1806) renferme

La voie était ouverte : une nouvelle conquête , en complétant l'œuvre si heureusement commencée, vint dignement mettre le sceau à toutes les réformes précédentes ; en démontrant que la science est une , nous avons déploré sa division qui ne faisait que la scinder en deux corps isolés. Un décret de 1794 la rappela à son unité primitive, en réunissant dans une même école la chirurgie et la médecine. On l'a dit avec raison : « En mettant la chirurgie au niveau de la médecine , le législateur fit un acte de haute sagesse. » (Pointe, *Histoire topog. de l'Hôtel-Dieu de Lyon*, 1842). Il fit plus , ce fut un acte de justice pour l'art ; ce fut un grand bienfait pour la société (1).

Dans les hôpitaux de Lyon , le chirurgien avait été jusqu'alors réduit à un rôle subalterne ; il se trouvait dans un état de vasselage vis à vis du docteur ; celui-ci, chargé de la direction du service, faisait la visite des malades que l'autre se bornait à opérer ou à panser sous ses ordres. L'Hôpital avait ainsi un chirurgien en deux personnes. (Pétrequin, *Mélanges de chirurgie*, p. 168). Il serait superflu

quatre épîtres en vers, qu'il lut dans les séances publiques de l'Académie de Lyon : sur *les Chagrins attachés à l'exercice de la médecine* (1800) ; sur *la Confiance en médecine* (1801) , ouvrage qui fut mentionné honorablement par l'Institut dans le concours de 1804 ; sur *la Reconnaissance envers les médecins* (1802); enfin sur *la Douleur* (1805). — P. Laurès avait fait paraître , en 1757, un *Supplément aux Lyonnois dignes de mémoire* , parodie de l'ouvrage de Pernetti. « C'est, dit un critique , une satire parfois ingénieuse et assez méritée. » P. Laurès est connu comme auteur de chansons facétieuses.

(1) « La médecine et la chirurgie n'étoient, pour ainsi dire, que deux « branches qui sortoient de la même tige, ou plutôt c'étoient deux noms « différents du même art. La chirurgie n'étoit qu'une médecine plus « étendue , car les chirurgiens joignoient aux remèdes internes les secours « de la main. » (*Recherches sur l'origine de la chirurgie*, p. 14.)

aujourd'hui de faire ressortir les vices d'une pareille organisation.

La chirurgie graduée se trouva dès lors affranchie de ce
contrôle qui n'était qu'un joug asservissant, et qui ne pouvait
qu'apporter d'indignes entraves à son élan. Du moment que
les grades universitaires devinrent les mêmes pour tous, les
choses changèrent d'allure. Les chirurgiens trouvèrent leur
palladium dans l'égalité devant la loi. Le diplôme de docteur,
en témoignant d'un degré élevé d'éducation et de savoir,
leur assigna, dans la hiérarchie sociale, la place honorable
que mérite à juste titre celle de toutes les professions libérales qui exige le plus d'études et de connaissances.

Sans prétendre qu'aujourd'hui les positions sont interverties (et en ceci nous ne voulons nullement soulever une
question de préséance), nous devons faire une remarque en
faveur du chirurgien qui s'est profondément pénétré de l'importance de sa mission : il a besoin, pour bien exercer son
art, de posséder toutes les connaissances médicales nécessaires pour traiter convenablement ses malades avant, pendant et après l'opération ; en un mot, il a besoin d'être médecin consommé, sans quoi il ne sera jamais lui-même qu'un
chirurgien incomplet. Le médecin, au contraire, n'est pas
dans l'obligation d'être aussi chirurgien ; il peut appeler à
son aide (et cela est dans la nature des choses) toutes les fois
qu'un accident ou un cas chirurgical l'exige (1).

Un autre progrès était encore réservé à la chirurgie lyonnaise : les lettres-patentes de 1618 avaient été pendant deux
siècles la sauvegarde de nos hôpitaux ; mais elles conféraient
un privilége, et l'on était à une époque où toute idée de privilége commençait à émouvoir les esprits. Le don de maîtrise
fut remis en question, et les lettres-patentes elles-mêmes, à

____

(1) Nul n'est bon chirurgien s'il n'est médecin. (LANFRANC.)

la fin du XVIIIe siècle, devinrent, comme à leur origine, l'objet des plus vives contestations. Il en sortit un dernier perfectionnement, ce fut l'institution du concours qui fut décrété en 1788.

Le premier essai dépassa toutes les espérances, et, en donnant d'emblée une grande valeur à ce nouveau mode d'élection, il en assura à jamais l'avenir. Ce fut M. A. Petit qui *ouvrit brillamment* la série des élus (1).

Le concours devint la source d'une splendeur nouvelle pour la chirurgie lyonnaise ; il éleva le majorat de nos hôpitaux à un rang de premier ordre, en y appelant tous les mérites et toutes les capacités chirurgicales.

C'est de cette pépinière féconde qu'est sortie cette foule d'hommes distingués, dont notre art et notre cité s'honorent également ; l'Académie a accordé les honneurs de l'hospitalité à la plupart d'entre eux (2) ; il en est plusieurs autour de moi dans cette enceinte : parmi eux nous remarquons avec douleur une place vide, qui rappelle une perte récente et irréparable que déplore l'Académie ; nous voulons parler d'un homme qui fut longtemps parmi nous le patriarche de la chirurgie ; type parfait des traditions antiques, véritable personnification de la confraternité médicale, M. Viricel possédait toutes les qualités du cœur et de l'esprit : nul ne réunissait plus de bonté à plus d'intelligence. Je n'oublierai

(1) Le programme du concours pour l'Hôtel-Dieu parut en avril 1788 ; le premier concours eut lieu en juin 1788 ; la nomination de M.-A. Petit eut lieu le 12 juin 1788.

Le concours fut institué la même année pour la Charité ; le premier élu fut Aimé Martin aîné, de St-Rambert en Bugey, qui n'entra en fonction que le 23 octobre 1795 ; François Bugnard fut installé en son absence comme chirurgien provisoire, le 3 août 1793.

(2) M.-A. Petit, Cartier, Viricel, etc., pour l'Hôtel-Dieu ; Martin, Imbert, etc. pour la Charité ; Gauthier pour l'Antiquaille ; enfin Gilibert, Sainte-Marie, Pravaz, etc. en dehors des hôpitaux.

jamais avec quelle bienveillance il accueillit mes débuts dans la carrière et applaudit à mes premiers succès ! Des voix éloquentes lui paieront un juste tribut d'éloge devant cette Académie. Pour moi je n'ai pu résister au besoin de déposer, en passant, ce pieux hommage à sa mémoire vénérée.

Messieurs, si nous reportons maintenant nos regards sur le passé, il se déploie sous nos yeux un spectacle bien différent de celui du moyen âge ; que de progrès accomplis en un siècle !

Affranchissement de la profession ; réhabilitation de l'homme de l'art; complément de la chirurgie par son union à la médecine ; enseignement professionnel plus complet et plus élevé ; perfectionnement de l'art par un appel à toutes les sciences et par de fortes études littéraires ; institution du concours ; noble émulation à tous les degrés de la hiérarchie médicale , qui stimule et concentre les efforts de tous les travailleurs dans les diverses tribunes des écoles , du journalisme et des académies.

Voilà l'immense travail qui s'est opéré en faveur de notre art ; telles sont les conquêtes modernes que la chirurgie peut inscrire sur sa bannière , conquêtes dont Lyon peut revendiquer une part glorieuse. L'histoire dira quels fruits lui sont réservés dans l'avenir, et quelles pages brillantes elle doit ajouter encore aux annales lyonnaises !

Pour moi, Messieurs, me voici arrivé au terme de ma tâche; je dois déposer ici la plume de l'historien. — Vous voudrez bien excuser la longueur de cette esquisse ; trop heureux, si j'ai réussi à vous intéresser à l'histoire locale d'un art et d'une science auxquels je me suis dévoué.

La chirurgie (1) est pour moi comme une idole : je lui ai

(1) On voudra bien se rappeler, d'après ce qui a été dit plus haut , que l'auteur entend ici la science entière, et que pour lui la chirurgie ne peut ni ne doit être isolée de la médecine : comme science , elle a les mêmes

consacré mon temps et ma pensée; la plus belle partie de ma vie, je l'ai passée à étudier ses secrets dans les écoles et les bibliothèques, et à appliquer ses enseignements dans les hôpitaux.

Que ne lui dois-je point? Les inépuisables émotions de l'art, les plaisirs émouvants de l'intelligence, le bonheur de découvrir quelque nouveau secours pour la souffrance, la satisfaction du peu de bien qu'on a fait et de celui qu'on enseigne à faire à cette généreuse jeunesse médicale, qui retourne prodiguer à la société le fruit de ces leçons, toutes ces impressions indicibles que j'ai laissées derrière moi comme des jalons dans ma carrière, je retrouve tout sur la route de cette science, à laquelle je suis lié par tout ce que l'homme peut recevoir du créateur.

Elle n'a point été ingrate ni marâtre pour moi, et je ne saurais regretter de lui avoir consacré ma jeunesse et mon existence entière. Si je lui ai beaucoup donné, elle m'a tout rendu avec usure. Succès, position, palmes académiques, je lui dois tout, tout, Messieurs, jusqu'à l'insigne honneur de siéger parmi vous; c'est à elle que je rapporte cette haute faveur qui est venue pour moi mettre le comble à toutes celles qui m'ont été si généreusement départies.

Si donc je l'ai servie avec un dévoûment sans borne, avec un amour tout filial, si je lui ai voué un culte qui ne finira qu'avec ma vie, vous comprendrez, Messieurs, que j'avais un besoin du cœur à satisfaire, j'avais à payer une de ces dettes de reconnaissance qu'on ne saurait jamais acquitter trop libéralement.

principes et fait partie du même corps de doctrine; comme art, elle associe incessamment les médications médicales aux pratiques chirurgicales.

www.ingramcontent.com/pod-product-compliance
Ingram Content Group UK Ltd.
Pitfield, Milton Keynes, MK11 3LW, UK
UKHW021016120726
13693UKWH00005B/2016